DES PARALYSIES

SYMPTOMATIQUES

DE LA

COMPRESSION INTRA - CRANIENNE

ET

DE LEUR SIGNIFICATION.

La compression du cerveau peut se produire sous l'influence de causes très variées et très nombreuses. Ainsi les corps étrangers, les fragments d'os, les tumeurs intra-craniennes, quels que soient leur point de départ, leur siége, leur étendue et leur nature, les collections et les épanchements liquides de toutes sortes : ce sont là autant de causes qui peuvent lui donner naissance.

Si donc elle est aussi fréquente ; si dans les cas que je viens d'indiquer, elle existe souvent comme effet unique et toujours comme complication grave ; si, à ces titres, elle méritait d'attirer et a su attirer en effet de nombreuses et importantes recherches, n'a-t-on pas lieu de s'étonner de l'obscurité, de l'incertitude qui règne encore sur ce point.

L'absence, dans certains cas, de tout symptôme nettement accusé, dans les autres, les variétés que ces symptômes présentent dans leur nombre et dans leur mode de groupement, font assez comprendre la difficulté de les rattacher à une cause commune, la compression ; et la prétention d'expliquer par d'autres lésions concomitantes les différences que je signale.

Sans vouloir faire, du sujet qui nous occupe, un historique facile, et qui d'ailleurs se trouve partout, disons que le premier, Valsalva posa d'une *manière générale* ce principe, à savoir : 1° que les paralysies qui accompagnent les affections du cerveau, reconnaissent pour cause un épanchement ou une lésion organique ; 2° que la lésion, quelle qu'elle soit, siége au côté opposé de la paralysie.

Bien que ce dernier point soit assez généralement admis, les exceptions sont moins rares qu'on ne le· supposerait au premier abord. Elles furent signalées par Valsalva lui-même qui en cite un cas. Quesnay (1) les indique vaguement. Enfin Bayle en 1824 (2), publia un intéressant mémoire fondé sur huit observations empruntées à différents auteurs, dans lesquelles la paralysie et la lésion du cerveau existent du même côté.

La compression comme cause était généralement admise. J. L. Petit n'avait su qu'y ajouter son malencontreux diagnostic différentiel d'avec la commotion, quand les premiers, Desault et Bichat (3), insistèrent sur le peu de constance de la paralysie qu'ils cherchèrent à rattacher, mais vaguement à la plaie du cerveau.

(1) *Mém. de l'Acad. Roy. de Chir.*
(2) *Revue Méd.*, 1824. T. 1, p. 33.
(3) *OEuvres chirurgicales*, 1801.

En 1830, M. Gama (1) reprit cette idée, sous l'empire des préoccupations de l'époque. Pour lui, les effets de la compression sont nuls. La paralysie est due à la rupture mais surtout à l'*inflammation* de la substance cérébrale. Elle existe d'ailleurs constamment du côté opposé à la lésion.

Dans un mémoire fort bien fait, M. Malgaigne, en 1835 (2), invoque surtout la *rupture* des fibres du cerveau et c'est cette explication qui paraît maintenant généralement admise.

Je ne sais qui le premier attribua la paralysie à la *compression brusque*, le cerveau s'habituant, disait-on, à la compression graduellement développée. Cette opinion compte aussi de nombreux adhérents.

Ainsi donc, production rapide de la compression, — inflammation, — déchirure de la substance nerveuse. Telles sont les hypothèses tour à tour invoquées pour expliquer les paralysies qui coïncident avec les affections cérébrales, la paralysie n'apparaissant pas quand ces conditions ne se trouvent pas remplies.

Je dis qu'aucune de ces explications, présentées ainsi d'une manière générale, ne soutient le contrôle des faits.

1° Que de cas de fractures avec enfoncement brusque des os du crâne, avec dépression notable du cerveau sans paralysie ; et par contre, que de fois des tumeurs à marche lente ne lui ont-elles pas donné naissance.

2° Avec M. Gama, invoquera-t-on l'inflammation ?

(1) *Des plaies de tête et de l'Encéphalite traumatique*, 1830.
(2) *Gaz. Méd.* 1835.

Mais que de paralysies subitement produites avant que cet état pathologique ait eu le temps de se développer! Que de cas où l'autopsie n'en révèle pas de traces! Et d'ailleurs la paralysie apparaît-elle d'emblée dans les inflammations franches, ou seulement à une période plus avancée, quand un épanchement ou une tumeur se sont formés?

3° Dans nombre de cas où la paralysie existe, on ne voit pas de traces de déchirure; et réciproquement la science présente de nombreuses relations de plaies du cerveau sans paralysie.

Il serait d'ailleurs aisé d'accumuler les faits à l'appui de ces propositions savoir que ni la compression brusque, ni la rupture, ni l'inflammation du cerveau n'amènent ni constamment ni identiquement la paralysie.

Dans un très remarquable chapitre de son *Traité des affections cancéreuses* (1), M. Lebert avec l'esprit de rigoureuse critique et de précision qu'on lui connaît, essaie de jeter quelque jour sur cette question. Sans parler des autres conclusions de son travail, disons seulement qu'il met ceci en évidence : la production de la paralysie par le seul fait de la compression, par la présence de tumeurs intra-crâniennes sans complication de déchirures ou d'inflammation.

Donc, la compression toute seule peut produire la paralysie. Mais pourquoi ne la produit-elle pas constamment et identiquement? Le problème reste entier

---

(1) *Op. cit.* 1851, ch. 7. Cancer et tumeurs non cancéreuses du cerveau.

et nous devons chercher ailleurs que dans les explications proposées les éléments d'une solution.

En 1851, j'eus occasion d'observer à l'hôpital Co-
chin, dans un court espace de temps, trois cas de fracture de crâne avec enfoncement des os et dépression
profonde du cerveau. Absence complète de paralysie
dans deux d'entre eux, malgré le développement
d'une encéphalite à laquelle les malades succom-
bèrent; paralysie des organes, des sens, et hémiplégie dans l'autre cas.

La compression s'exerçait latéralement dans les
deux premiers faits, verticalement dans le troisième.

Je me demandai dès lors, si là n'était pas la solution de la question, si la compression qui produisait
la paralysie ne s'exerçait pas plutôt par le cerveau
que sur le cerveau, si à cette expression vicieuse de
compression cérébrale qui avait trompé les obser-
vateurs en les empêchant de regarder ailleurs, il ne
convenait pas de substituer celle de *compression intra-cranienne* qui ne préjuge rien et tout au moins
n'implique pas d'idée fausse; et aux explications pré-
cédemment indiquées, je substituai, sauf vérification
ultérieure, celle dont voici l'énoncé :

1° La compression intra-cranienne simple suffit
pour produire la paralysie.

2° Les variétés de cette dernière sont en relation
non avec le point comprimé du cerveau, mais avec les
parties périphériques sur lesquelles s'exerce la compression, soit immédiatement, soit médiatement par
l'intermédiaire du cerveau lui-même; en d'autres

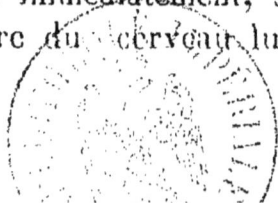

fermes, avec les rapports immédiats ou médiats de la cause comprimante et du système nerveux périphérique comprimé.

Je donne cette explication comme générale, je crois que seule elle suffit à tout, qu'elle est en harmonie avec tous les faits, en désaccord avec aucun ; qu'elle lève toutes les difficultés. Quelques faits choisis au hasard vont, je l'espère, mettre cela hors de doute.

Rappelons et précisons les différents symptômes paralytiques observés

M. Lebert (1) a rassemblé et comparé les faits avec plus de soin que ses devanciers. Bien qu'il ne traite que des tumeurs solides, ce qu'il dit, s'applique tout aussi bien aux autres conditions dans lesquelles la compression s'exerce. A l'aide de son travail basé sur l'analyse de 90 faits, nous pouvons construire le tableau suivant :

Absence de paralysie 5 (2).

Paralysie de la sensibilité peu notée et difficile à apprécier.

Paralysie des sens.

Isolément . . .

Vue 21. Amaurose.
Strabisme.
Paral. de la paup. sup.
Olfaction 4.
Ouïe 3.
Goût indéterminé.

(1) Loc. cit. *passim.*

(2) Cette proportion est évidemment trop faible et M. Lebert le reconnaît lui-même implicitement en disant que dans ce chiffre 5, il n'a pas tenu compte des faits dans lesquels la tumeur manifestait sa présence à l'extérieur. Dans ce cas, la paralysie manquait

Simultanément. { Vue et autres sens 3.

Vue et ouïe 8.

Vue et odorat 2.

Vue et goût 1.

Paralysie de la motilité.

{ Partielle de la face 3.

D'un seul membre 4.

Hémiplégie 28.

Paraplégie 3.

Paralysie générale 15.

Ajoutons que la paralysie de la motilité existait souvent simultanément avec celle d'un ou plusieurs sens.

La paralysie des sens a lieu ordinairement du même côté que la lésion, l'hémiplégie, du côté opposé.

Enfin, dans certains cas rares, elle a lieu du même côté.

Telles sont en résumé les différences qu'il s'agit d'expliquer.

A. Dans les observations suivantes, prises au hasard, et que nous allons esquisser à grands traits pour ne pas donner trop d'étendue à ce mémoire, nous verrons les paralysies en rapport constant avec les parties nerveuses périphériques comprimées. Nous marcherons du simple au composé :

Obs. 1. — L'odorat est notablement diminué à gauche ; intact à droite. — Compression de la bandelette olfactive gauche.

---

souvent, ce qui confirme l'influence de la compression sur sa production. Il faut ajouter aussi ceux dans lesquels, sans paralysie, il existait d'autres troubles : douleurs, convulsions, etc.

Obs. 2. — Abolition complète de l'odorat. — Compression des deux bandelettes olfactives.   Lebert, *Loc. cit.*

Obs. 3. — Amaurose simple. Grosse tumeur scrofuleuse sur la partie antérieure du nerf optique correspondant.

Morgagni, *Epist.* 13.

Obs. 4. — Amaurose double, progressive. — Tumeur de la base de l'hémisphère droit comprimant les deux nerfs optiques au-delà du chiasma.   Lebert.

Obs. 5. — Prolapsus de la paupière supérieure droite. Strabisme externe. Immobilité de l'œil. Dilatation de la pupille. — Tumeur siégeant sur la selle turcique et comprimant la troisième paire à droite.   Lebert, p. 803.

Obs. 6. -- Diplopie. Impossibilité des mouvements de rotation de l'œil. Compression du pathétique. (Srokalski cité par Sappey).

Obs. 7. — Paralysie du côté gauche de la face. — Une tumeur située au côté gauche de la protubérance comprime la 5e paire du même côté.   Lebert.

Obs. 8. — Strabisme simple interne. — Compression du moteur oculaire externe du même côté.   Yelloly cité par Burdach (1).

Je n'ai pas trouvé d'observations de compression isolée de la 7e paire.

Obs. 9. — Surdité. — Compression du nerf auditif du même côté par une tumeur cartilagineuse.

(*Éd. méd. aud. surg. Journal,* 1834).

Je n'ai pas trouvé d'observations de compression isolée des nerfs glosso-pharyngiens, pneumo-gastriques et spinaux.

Obs. 10. — Paralysie du côté droit de la langue. — Tumeur sur le milieu du bulbe rachidien comprimant le grand hypo-glosse, à droite.

Obs. 11. — Amaurose et surdité du côté droit. — Une tumeur provenant d'un fungus de la dure mère comprime les nerfs correspondants.   Louis, *Mém. Ac. roy. de Chir.*

---

(1) « La paralysie des muscles de l'œil, dit M. Bouillaud, existe » quelquefois isolément ; par conséquent elle doit reconnaître pour » cause la lésion d'une portion distincte du cerveau. L'observation » clinique n'a rien appris encore sur le siège de cette lésion »

Les observations 5, 6 et 8 répondent à cette difficulté.

Obs. 12. — Amaurose et surdité des deux côtés. — Tumeurs de la dure mère, comprimant de bas en haut les nerfs correspondants. (*Ibid.*)

Obs. 13. — Abolition presque complète de la vue et de l'olfaction. — Une tumeur située sur l'apophyse crista-galli a détruit les bandelettes olfactives et fortement comprimé les nerfs optiques.

LEBERT.

Obs. 14: — Affaiblissement de tous les sens du côté gauche. Paralysie des paupières, œil gauche saillant et immobile. Pupille rétrécie. — Tumeur de la fosse temporale gauche comprimant le ganglion de Gasser, la branche ophtalmique, le maxillaire inférieur, le facial. LANDOUZY, *Bull. de la Soc. Anat.*, t. 13.

Obs. 15. — Amaurose. Paralysie de la commissure labiale droite et du bras droit. Voix nasonnante, déglutition difficile, goût obtus. — Tumeur comprimant les nerfs moteurs oculaires communs et externes, le trifacial, le facial, l'acoustique, le pneumo-gastrique, le glosso-pharyngien et le spinal.

BOYER, *Soc. anat.* t. IX.

Sans plus de commentaires, faisons seulement remarquer que par la compression des nerfs craniens, la paralysie a lieu du même côté, ce qui se conçoit très bien puisqu'il n'y a pas d'entre-croisement.

Les faits de paralysie d'un seul membre sont rares et ont cependant donné naissance à des travaux intéressants. MM. Foville et Pinel Grandchamp (1), Serres et Lacrampe Loustau (2) son élève, concluent de leurs observations que les corps striés et leurs radiations antérieures, président aux mouvements des membres inférieurs, tandis que les membres supé-

(1) Recherches sur le siége spécial des diverses fonctions du système nerveux, 1822.

(2) Rapports des lésions du cerveau avec les paralysies des membres supérieurs et inférieurs. *Revue méd.* 1824, t. 1, p. 413.

rieurs sont sous la dépendance des couches optiques et de leurs radiations postérieures, opinion que Saucerotte (1) avait déjà entrevue et énoncée.

M. Bouillaud (2) admet la même opinion presque sans modification et conclut « qu'il existe dans le cer- » veau plusieurs centres de mouvement comme il » existe plusieurs organes intellectuels, » opinion contradictoire aux expériences physiologiques les mieux faites, comme aussi aux recherches de ces auteurs sur la localisation des facultés intellectuelles.

Mais si l'explication est vicieuse, le fait reste démontré par leurs nombreuses observations ; je veux dire la co-existence de la paralysie du membre inférieur et de la lésion du corps strié, ou plus généralement du lobe moyen. — La coïncidence de la paralysie du membre supérieur et de la lésion des couches optiques ou plus généralement de la partie moyenne postérieure du cerveau.

Et nous l'expliquerons tout aussi clairement et beaucoup plus physiologiquement, en invoquant la compression du pedoncule cérébral opposé en différents points de son épanouissement.

Pour l'hémiplégie, la même explication est plus satisfaisante encore ; elle est croisée quand la pression s'exerce sur le pédoncule cérébral, ou sur la protubérance au-dessus de l'entrecroisement des faisceaux,

---

(1) Prix de l'Acad roy. de Chirurgie.

(2) *Traité de l'Encéphalite et de ses suites*, 1825. Dans cet ouvrage et dans un autre travail inséré dans les Archives gén. de Méd. (même année), il attribue la paralysie de la parole aux lésions des lobules antérieurs, opinion suffisamment réfutée par M. Cruveilhier (*Nouv. Bibl. Méd.* 1825,) et par les observations subséquentes.

— non croisée, quand le point d'appui est au-dessous de l'entre-croisement.

Il serait inutile sur ce point de multiplier les faits ; donnons cependant quelques exemples :

Obs. 16. — Hémiplégie droite. — Foyer apoplectique de la partie moyenne du demi-centre ovale gauche. Compression médiate du pédoncule de ce côté. Lebert.

Obs. 17. — Hémiplégie gauche. — Tumeur sur le côté droit de la protubérance.

Obs. 18. — Hémiplégie gauche. — Tumeur peu volumineuse de la protubérance à gauche.

La paraplégie s'explique par la compression bi-latérale des mêmes parties.

Obs. 19. — Paraplégie. — Compression bilatérale par une tumeur de la faulx du cerveau. Lebert.

Il serait superflu d'insister sur le mode de production de la paralysie générale.

Ces différentes paralysies coexistent souvent avec la paralysie sensorielle, avec celle d'un ou plusieurs nerfs crâniens. Ces dernières, dans ces cas, siégent du même côté que l'agent de la compression, confirmation nouvelle de notre explication.

Obs. 20. — Hémiplégie droite. Strabisme gauche. — Tumeur sur le côté gauche de la protubérance.

On trouvera de nombreux faits confirmatifs dans les observations d'hydrocéphalie, auxquels cas la compression est générale (1).

(1) Cf Lallemand, *Lettres sur l'Encéphale.* — Parent et Martinet, *Recherches sur l'Inflammation de l'Arachnoïde*, 1821. — Bricheteau, *Mém. sur l'Hydrocéphale interne*, in journ. compl. t. 5 et 6.

B. Si l'isolement, l'indépendance et les coordona-
teurs si variés des différentes paralysies sus-men-
tionnées s'expliquent ainsi parfaitement, il en est de
même des cas où l'on n'en voit pas de traces.

Dans nos deux faits rappelés plus haut, la compression s'exerçait de dehors en dedans, et ne portait pas
sur les parties périphériques de la base.

Il en est de même dans le cas suivant :

OBS. 21. — Absence de paralysie. — Ostéo-sarcome de la partie moyenne du pariétal droit produisant une large excavation de
l'hémisphère du même côté. DONEGANA, *Antologia Medica*, 1835.

Dans les observations citées par M. Lebert, la compression portait sur le cerveau. Dans aucun cas, la
compression d'un nerf ou de la moëlle n'y est notée.

Ajoutons qu'une tumeur pourrait se trouver dans
l'axe vertical de l'une ou l'autre de ces parties, sans
exercer une pression suffisante pour déterminer une
paralysie, que des faits semblables ne constitueraient
pas une exception à la règle posée.

C. Les huit faits rassemblés par Bayle (1) sur la
paralysie et la lésion du même côté ne sont pas tous
également concluants. Nous allons les indiquer et les
discuter brièvement.

OBS. 1. — Hémiplégie droite, distorsion de la bouche, de
l'œil droit. — Quatre mois après, nouvelle attaque (*le côté paralysé
n'est pas indiqué*). Caillot noir et grumeleux dans le ventricule
droit du cerveau, sérosité jaunâtre et grumeleuse dans le gauche.
BAGLIVI, *Opera*.

OBS. 2. — Paralysie du bras droit. — Contusion avec fracture
de la tempe gauche. Épanchement sanguin dans le côté droit du
crâne. SMETIUS, misc. lib. x.

(1) Loc. cit.

Obs. 3. — Hémiplégie droite. — Cerveau et cervelet corrompus, sanguinoleus à droite et en arrière.

FORESTUS, lib. x, cap. 12.

Obs. 4. — Amaurose gauche. Hémiplégie droite. — Erosion de la couche optique et de l'hémisphère droits. Épanchement sanguin dans les deux ventricules. VALSALVA, *In Morgagni*, épist. 13.

Obs. 5. — Hémiplégie droite. — Trois kystes apoplectiques dans l'hémisphère droit. Épanchement dans la couche optique droite. BRUNNER, *Misc. Cur. Nat.* déc. 3, an 1.

Obs. 6. — Hémiplégie droite. — Ramollissement sanguinolent de *la partie supérieure* de l'hémisphère droit.

Morgagni, épist. 57, n° 14.

Obs. 7. — Hémiplégie droite. — Épanchement sanguin au côté externe du corps strié droit. *Morgagni*, œuvres de VALSALVA.

Obs. 8. — Hémiplégie gauche. — Ramollissement de la surface de l'hémisphère gauche. Ventricule gauche vide. Le droit contient de la sérosité. BAYLE.

Je rejette l'observation 6 comme indiquant une cause qui ne produit pas la paralysie, sans tenir compte d'autres circonstances qui existent sans doute.

J'adresserai le même reproche à la 8ᵉ, la paralysie me paraît due à l'épanchement dans le ventricule droit. Elle rentre donc dans la règle générale.

Devons nous prendre garde à la 1ʳᵉ? Si le côté paralysé n'est pas indiqué dans la deuxième attaque, et si cette omission permet quelque doute, la distorsion de l'œil droit me fait supposer que l'hémiplégie droite était bien due à la lésion du même côté. Ce cas rentrerait dans l'explication que nous allons proposer.

Quoiqu'il en soit, les 5 autres observations me semblent incontestables et d'ailleurs faciles à expliquer.

Dans l'observation 2, l'épanchement était liquide

et situé à la base du crâne; la compression s'exerçait sans doute au dessous de l'entrecroisement.

Dans la troisième, la compression avait lieu en arrière là où les faisceaux ne s'entrecroisent pas.

Dans les autres, le siége de la lésion est indiqué, il était au côté externe de l'épanouissement des pédoncules cérébraux et l'on sait que les faisceaux latéraux ne présentent pas non plus d'entrecroisement.

Sans pousser plus loin cette analyse, je crois pouvoir me résumer ainsi :

I.

Les différentes variétés de paralysies symptomatiques des affections cérébrales sont bien, dans l'immense majorité des cas, le résultat de la compression et non de l'inflammation ou des déchirures du cerveau qui peuvent la compliquer.

II.

Elles sont dues non à la compression de la substance cérébrale elle-même, mais à la compression médiate ou immédiate des parties nerveuses périphériques.

III.

Cette explication est basée sur les faits.

IV.

Elle rend compte de phénomènes jusqu'ici inexpliquées :

De l'absence de paralysie dans certains cas de compression notable du cerveau.

Des différences de nombre et du groupement de ces paralysies.

Des faits exceptionnels de non entrecroisement de l'hémiplégie et de la lésion qui la détermine.

V.

C'est surtout au point de vue de leurs rapports avec les parties de la lésion du cerveau plutôt qu'au point de vue de leur siége que les causes comprimantes intra-craniennes devront à l'avenir être étudiées.

VI.

Une paralysie isolée, en faisant connaître l'organe comprimé, n'apprend rien sur le point comprimé de son trajet.

Multiples, elles permettent de mieux préciser le siége de la compression, mais même alors rien n'indique si la compression est immédiate ou médiate et dans ce cas, à quelle hauteur se trouve l'agent comprimant.

VII.

En dégageant des lésions du cerveau ce qui a trait aux troubles de la motilité, de la sensibilité et des sens, ces recherches laissent un champ plus libre et permettront peut être de mieux apprécier, dans l'avenir, les rapports qui peuvent exister entre les altérations des facultés intellectuelles et le siége des différentes affections du cerveau, si quelque chose peut être fait dans ce sens.

P. S. — Ce travail étant sous presse, je retrouve dans mes notes l'analyse d'une thèse de M. Chassaignac sur les plaies de tête

(1842), où je lis la phrase suivante : « Les phénomènes semblent
» dûs plutôt à la résistance que la base du crâne oppose aux par-
» ties si importantes du cerveau qui lui correspondent, qu'à la
» pression de la partie du cerveau au contact de laquelle siége
» l'épanchement. » Je suis heureux de constater que frappé, comme
moi, de l'insuffisance des explications émises, l'habile chirurgien
de l'hôpital Lariboissière ait énoncé une idée analogue à la mienne.
Je crois, d'ailleurs, l'avoir démontrée par les faits ; l'avoir mieux
précisée et en même temps y avoir ajouté quelque chose, car
plus bas il a dit que « la paralysie n'indique ni le siége précis de
» l'épanchement, ni sa diffusion en nappe ou en foyer. »

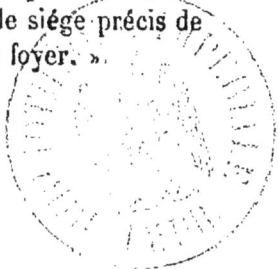

Vailly (Aisne), mai 1857.

www.ingramcontent.com/pod-product-compliance
Lightning Source LLC
Chambersburg PA
CBHW050401210326
41520CB00020B/6411